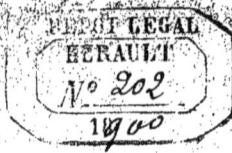

CONTRIBUTION A L'ÉTUDE

DES

OSTÉOSARCOMES

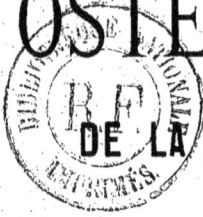

DE LA COLONNE VERTÉBRALE

PAR

Le Docteur P. LAZAROFF

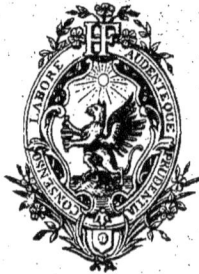

MONTPELLIER

IMPRIMERIE CENTRALE DU MIDI

(HAMELIN FRÈRES)

1900

CONTRIBUTION A L'ÉTUDE

DES

OSTÉOSARCOMES

DE LA

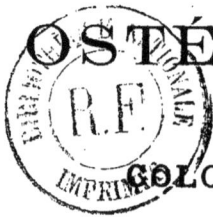

COLONNE VERTÉBRALE

PERSONNEL DE LA FACULTÉ

MM. VIALLETON............... Doyen
HAMELIN (✱)............... Assesseur

PROFESSEURS

Hygiène...	MM. BERTIN-SANS(✱).
Clinique médicale................................	GRASSET (✱).
Clinique chirurgicale...........................	TEDENAT.
Clinique obstétricale et gynécologie	GRYNFELTT.
Thérapeutique et matière médicale...............	HAMELIN (✱).
Clinique médicale...............................	CARRIEU.
Clinique des maladies mentales et nerveuses.......	MAIRET (✱).
Physique médicale...............................	IMBERT.
Botanique et histoire naturelle médicale	GRANEL
Clinique chirurgicale...........................	FORGUE.
Clinique ophtalmologique.......................	TRUC.
Chimie médicale et pharmacie...................	VILLE.
Physiologie.....................................	HEDON.
Histologie......................................	VIALLETON.
Pathologie interne..............................	DUCAMP.
Anatomie..	GILIS.
Opérations et appareils.........................	ESTOR.
Microbiologie...................................	RODET.
Médecine légale et toxicologie	SARDA.
Clinique des maladies des enfants...............	BAUMEL.
Anatomie pathologique..........................	BOSC.

Doyen honoraire : M. MAIRET (✱).
Professeurs honoraires : MM. JAUMES, DUBRUEIL, (✱) PAULET (O ✱).

CHARGÉS DE COURS COMPLÉMENTAIRES

Accouchements	MM. PUECH, agrégé.
Clinique ann. des mal. syphil. et cutanées..	BROUSSE, agrégé.
Clinique annexe des maladies des vieillards.	VIRES, agrégé.
Pathologie externe.....................	LAPEYRE, agrégé.
Pathologie générale	RAUZIER, agrégé.

AGRÉGÉS EN EXERCICE :

MM. BROUSSE	MM. PUECH	MM. RAYMOND
RAUZIER	VALLOIS	VIRES
LAPEYRE	MOURET	L. IMBERT
MOITESSIER	DELEZENNE	H. BERTIN-SANS
DE ROUVILLE	GALAVIELLE	

M. H. GOT, secrétaire.

EXAMINATEURS
DE LA THÈSE :
{ MM. FORGUE, président.
TÉDENAT.
LAPEYRE.
DE ROUVILLE.

CONTRIBUTION A L'ÉTUDE

DES

OSTÉOSARCOMES

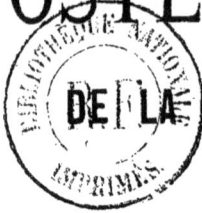

DE LA COLONNE VERTÉBRALE

PAR

Le Docteur P. LAZAROFF

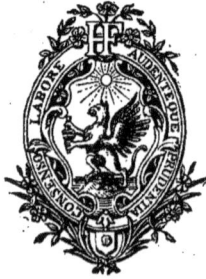

MONTPELLIER
IMPRIMERIE CENTRALE DU MIDI
(HAMELIN FRÈRES)
—
1900

A LA MÉMOIRE VÉNÉRÉE

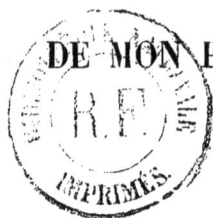

DE MON PÈRE ET DE MA MÈRE

A MON FRÈRE

Témoignage de reconnaissance
et de sincère affection.

A MES SŒURS

P. LAZAROFF.

INTRODUCTION

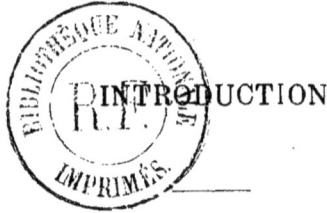

Les tumeurs développées aux dépens de la colonne vertébrale, quoique plutôt rares, n'en sont pas moins de nature fort diverse.

Les unes appartiennent au groupe des tumeurs bénignes : ce sont des kystes hydatiques, des exostoses, des enchondromes; les autres répondent au groupe des tumeurs malignes.

Ces dernières présentent, d'ailleurs, des types anatomiques bien différents et peuvent se grouper en deux grandes classes :

1° Les tumeurs du type épithélial : épithéliomes, carcinomes ;

2° Des tumeurs du type vasculo-connectif : sarcomes, lymphadénomes, endothéliomes.

C'est précisément un cas appartenant à cette dernière classe que nous avons eu la bonne fortune de pouvoir examiner et suivre dans le service de M. le professeur Forgue, et l'idée nous est venue d'en faire le sujet de notre thèse.

Dans ce travail nous n'avons pas voulu faire une étude complète, une mise à point définitive de la question ; aussi n'apportons-nous aucuns tableaux, aucunes statistiques. Notre but a été beaucoup plus modeste.

Nous avons simplement voulu faire une étude surtout clinique de ces tumeurs, et préciser quelques points de leur symptomatologie parfois diffuse et de leur diagnostic souvent bien difficile.

C'est dans ce but, qu'à la fin de ce travail, nous avons réuni et groupé, auprès du cas qui nous est personnel, les quelques observations qui nous ont paru, au point de vue clinique, se rapprocher le plus de la nôtre.

Même ainsi limité, notre travail est, nous en sommes persuadé, encore bien imparfait. Aussi prions-nous ceux qui nous liront de se rappeler ceette pensée de La Bruyère : « On doit exiger beaucoup de celui qui devient auteur par amour de la gloire ou de l'intérêt ; mais un homme qui n'écrit que pour remplir un devoir dont il ne peut se dispenser a, sans doute, de grands droits à l'indulgence de ses lecteurs. »

Avant d'aborder notre sujet, qu'il nous soit permis d'adresser à notre distingué Maître M. le professeur Forgue, l'hommage de notre vive gratitude et le remercier du grand honneur qu'il nous fait en acceptant la présidence de notre thèse.

Nous prions tous nos Maîtres de la Faculté de recevoir ici l'expression de toute notre reconnaissance pour l'enseignement que nous avons reçu d'eux.

Nous remercions aussi MM. les docteurs Rigaux et Dufoix, internes des hôpitaux de Montpellier, pour le concours bienveillant qu'ils nous ont prêté.

CONTRIBUTION A L'ÉTUDE

DES

OSTÉOSARCOMES

DE LA

COLONNE VERTÉBRALE

CHAPITRE I

ÉTIOLOGIE ET PATHOGÉNIE

Les tumeurs malignes du rachis appartenant au type vasculo-connectif constituent une affection plutôt rare. La littérature médicale en est assez pauvre.

Beaucoup d'entre elles, en effet, comme nous aurons occasion de le voir ultérieurement, furent absolument méconnues, confondues avec un mal de Pott, et bien souvent ne sont reconnues qu'à l'autopsie.

Beaucoup moins fréquentes que le carcinome des corps vertébraux, c'est chez l'adulte de quarante à cinquante ans qu'on les rencontre de préférence.

Toutefois, on peut le rencontrer à un âge moins avancé. C'est ainsi que le malade dont Virchow rapporte l'observation dans son *Traité sur la pathologie des tumeurs*, était âgé de vingt-cinq ans. Le cas rapporté par Colin, dans le *Bulletin de la Société anatomique*, 1893, concernait un jeune soldat.

Cette affection est presque exclusivement l'apanage de l'homme. A notre connaissance, il n'existe guère que le cas de Davies Colley se rapportant à une femme.

Comme pour tous les néoplasmes en général, la cause essentielle en est inconnue, mais dans ce cas particulier, il est une notion étiologique qui paraît assez importante : c'est l'influence du traumatisme ; assez souvent, en effet, on relève à l'origine un traumatisme.

C'est ainsi que, chez notre malade, les premières douleurs qui marquèrent le début de l'affection, survinrent à la suite d'un faux pas. C'est à la suite d'efforts et de faux mouvements, que ce malade d'Abbe ressentit les premiers symptômes de son mal. C'est également par une chute que débute l'affection de la malade de Davies Colley.

CHAPITRE II

ANATOMIE PATHOLOGIQUE

En abordant ce chapitre d'anatomie pathologique nous croyons de notre devoir de prévenir le lecteur qu'avec le petit nombre de matériaux dont nous avons pu disposer à ce sujet, cette étude sera nécessairement assez incomplète et par suite assez brève. En effet, il existe encore bien des points obscurs, qui seront plus tard contrôlés, nous l'espérons, par de nouveaux examens microscopiques, pratiqués dans des conditions aussi bonnes que pour le cas qui fait l'objet de notre thèse. Mais jusqu'à maintenant, et en dépit de nos recherches, il ne nous a été possible de nous baser que sur l'étude très complète qu'a faite M. le professeur Bosc de la tumeur. Par suite on comprendra combien il nous est difficile d'avancer sur un terrain qui n'a été exploré qu'une fois encore, par nous surtout qui, il faut l'avouer, avons une expérience personnelle bien imparfaite à ce sujet.

On nous pardonnera donc de ne faire qu'un exposé très bref, succinct, des lésions les plus frappantes, tant au point de vue macroscopique qu'au point de vue microscopique, causées par ces tumeurs auxquelles nous donnons volontiers le nom d'endothéliome, l'objet principal de cette étude n'étant pas en effet un travail de laboratoire, mais une étude clinique de cette variété de sarcome.

D'ailleurs, l'étendue de notre sujet est singulièrement limitée par ce fait que nous localisons notre étude, exclusivement, aux tumeurs malignes à type vasculo-connectif, plus particulièrement l'ostéo-sarcome des arcs vertébraux, et surtout l'endothéliome. Cette tumeur est extrêmement rare puisque, en dépit de nos recherches, nous n'avons pu retrouver qu'un seul cas dans la science, rapporté par Glénard, encore ce cas était-il secondaire. Nous pouvons donc affirmer que l'observation prise par nous dans le service de M. le professeur Forgue est, à proprement parler unique dans la science, complète aussi, puisque un examen approfondi a pu en être pratiqué, et on ne nous en voudra pas de baser surtout notre étude sur l'examen qui en a été fait.

Un fait qui nous paraît frappant tout d'abord et que nous trouvons mentionné dans la totalité des observations publiées à la suite de ce travail, c'est le siège de la tumeur. Elle frappe presque exclusivement les arcs vertébraux, laissant de côté le corps de la vertèbre qui est beaucoup plus tardivement atteint, quand le développement de la tumeur est devenu tel que des lésions irrémédiables se sont produites, transformant à ce niveau la colonne rachidienne en une véritable coque molle.

Cette localisation nous paraît avoir son importance, si on la met en parallèle avec le cancer de la colonne vertébrale, qui, lui, affectionne plus particulièrement les corps vertébraux, diminuant de bonne heure leur résistance, provoquant un effondrement rapide, beaucoup plus tardif dans l'évolution de la tumeur qui fait l'objet de notre étude.

Ce point étant bien mis en relief, faisons rapidement, d'une façon presque schématique, l'examen macroscopique et microscopique de la tumeur.

Pouvant atteindre le volume d'une petite orange, d'un œuf de cane, ces tumeurs sont en général de dimension beaucoup moindre. Elles sont, d'ailleurs, difficiles à apprécier, étant donné la consistance molle, fluctuante parfois, du néoplasme.

De coloration grisâtre, rosée, ponctuée parfois de petites taches hémorragiques, cette tumeur informe, paraît en quelque sorte coulée dans une coque osseuse molle, dont nous avons parlé ci-dessus.

On constate parfois des saillies irrégulièrement limitées par des dépressions. Des bourgeons latéraux se forment, et dans ce cas le caractère bourgeonnant et papillaire de la tumeur apparaît nettement. De consistance friable, elle est extrêmement facile à écraser ; à la coupe, on retrouve la division lobulaire qui correspond aux bosselures extérieures. Dans certains cas, la vascularisation est excessivement développée, et le néoplasme paraît « ponctué d'hémorragies limitées, ou transformé en bloc noirâtre, violacé, par une hémorragie diffuse » (voir observation I).

La surface de section apparaît de coloration blanchâtre, laiteuse ou nacrée, ne donnant pas de suc au raclage. Celui que l'on obtient parfois est peu épais et contient des éléments cellulairess en très faible quantité.

Examen microscopique. — « La tumeur est de structure variable suivant les points examinés. » Cette phrase qui se trouve au début de l'examen histologique de la tumeur qui a été le point de départ de notre étude, n'est pas de nature à aider la description. On nous permettra donc de nous placer à un point de vue un peu schématique pour étudier :

1° Les éléments cellulaires ;

2° La substance intercellulaire ;

3° La vascularisation de la tumeur.

De formes variées, ces formations cellulaires peuvent présenter, soit le type sphérique, soit le type fuso-cellulaire, soit enfin un aspect irrégulier avec prolongements ramifiés.

Ces cellules, dont la variété de forme enlève toute importance dans la détermination de la lésion, présentent un arrangement anatomique variable suivant la nature de la tumeur.

Dans le cas étudié dans l'observation I, nous voyons qu'elles sont disposées sous forme de tubes très allongés, d'alvéoles que limitent les travées de tissu conjonctif, et ce développement de la tumeur, aux dépens de la prolifération, de l'endothélium qui tapisse les espaces lymphatiques, paraît indiquer nettement les origines du néoplasme.

Substance intercellulaire. — Elle est un peu abondante, surtout quand la tumeur a pris une extension considérable. Le développement progressif des éléments embryonnaires finissant par éroder, par amoindrir ce tissu interstitiel. Il peut même parfois faire défaut, si bien que par suite de la compression, du tassement des éléments cellulaires, on peut constater des modifications de formes, de rapports, des différents éléments, qui constituent ce néoplasme.

Ceci nous amène pour finir cette brève et bien incomplète étude de cette variété de sarcome, à dire un mot de la vascularisation de la tumeur.

Presque toujours, les vaisseaux sanguins sont en nombre considérable dans ces tissus sarcomateux ou endothéliomateux. L'examen qui en a été pratiqué (observation I) en fait foi. Les auteurs insistent également sur leur nombre, et surtout sur les modifications qu'ils subissent au contact des éléments de néo-formation.

Eux aussi sont érodés, rongés par les cellules néoplasiques qui constituent en somme leurs parois. Sur une coupe

on peut voir une lumière entourée de cellules de forme varia·
ble, et on ne trouve plus trace de leur paroi propre.

Et ce fait explique les modifications diverses qu'ils subissent. Leur dilatation fusiforme ou ampullaire et leurs déchi-
rures fréquentes s'accompagnent, suivant l'importance de la
lésion, d'un épanchement sanguin interstitiel variable qui, par
place, dissocie complètement le tissu intermédiaire.....

CHAPITRE III

SYMPTOMATOLOGIE

Les tumeurs malignes sarcomateuses et endothéliomateuses du rachis présentent une symptomatologie très variée qu'il importe de bien préciser, de bien ordonner.

Ainsi que nous l'avons dit dans le chapitre précédent, un sarcome ou un endothélium se développant au niveau du rachis, produit une tumeur qui, au fur et à mesure de son développement, va comprimant la moelle ou les nerfs rachidiens. Les symptômes auxquels pourront donner naissance ces tumeurs, seront donc de deux ordres.

Les uns seront des phénomènes de réaction de la part de la moelle ou des nerfs rachidiens comprimés, ce sont les symptômes de compression.

Les autres ne seront que la traduction d'une lésion rachidienne, et lui appartiendront en propre : ce sont les symptômes propres de la tumeur.

Symptomes de compression. — Ce sont les premiers en date, ce sont même les seuls symptômes que l'on puisse observer pendant une période assez longue, alors qu'aucune tumeur ne vient encore faire saillie, et ne permet de faire un diagnostic précis.

Les symptômes de compression sont de trois ordres :

1° Des troubles de la sensibilité ;

2° Des troubles de la motilité ;

3° Des troubles trophiques.

TROUBLES DE LA SENSIBILITÉ. — Le plus souvent les tumeurs du rachis se traduisent au début par des troubles de la sensibilité subjective. C'est, en effet, la douleur qui attire l'attention du malade. Survenant brusquement, tantôt sans cause apparente, tantôt à la suite d'une chute, d'un choc ou d'un effort, elle est localisée au point où apparaîtra plus tard la tumeur.

Parfois elle s'installe d'emblée, mais le plus souvent elle commence, d'abord, par être intermittente, disparaît et reparaît à intervalles de plus en plus rapprochés, et, finalement, devient continue.

Limitée au début en un point du rachis, la douleur ne tarde pas à présenter des irradiations variables, suivant le siège de la compression. Quand la lésion siège, comme dans le cas qui nous est personnel, au niveau de la région lombaire, la douleur affecte un type revêtant les caractères de la névralgie sciatique ; parfois, on peut observer des irradiations douloureuses dans la sphère du nerf crural, ou dans la sphère du plexus sacré. C'était le cas de notre malade, qui accusait de violentes douleurs au niveau du testicule droit. Quand la lésion siège au niveau de la colonne cervicale, la douleur peut reproduire le type de la névralgie brachiale.

La douleur est tantôt unilatérale, tantôt latérale ; mais, dans ce cas, elle est généralement plus accentuée dans un membre que dans l'autre.

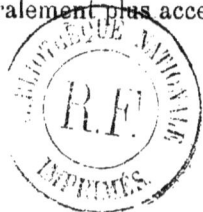

Son intensité est très variable. Parfois, sourde, elle peut acquérir une acuité exquise et s'accompagner d'une hyperesthésie telle, que le moindre attouchement de la peau, répondant au territoire du nerf atteint, provoque de terribles douleurs.

Mais ces douleurs intenses sont plutôt exceptionnelles dans le sarcome des arcs vertébraux ; par contre, elles sont le propre du carcinome du corps de la vertèbre, et font alors partie du syndrome que l'on a désigné sous le nom de paraplégie douloureuse des cancéreux.

Dans certains cas, les douleurs irradiées dans les membres revêtent un caractère fulgurant, qui a permis quelquefois de les confondre avec les douleurs symptomatiques de l'ataxie locomotrice.

La douleur est, le plus souvent, accrue par un choc, par la marche, par la toux, et, en général, par tout traumatisme susceptible de faire ressentir son action sur le point de la colonne où siège la lésion.

Enfin, notons un caractère particulier à ces douleurs ; c'est celui de présenter des exacerbations nocturnes. Notre malade souffrait beaucoup plus la nuit que le jour et avait de continuelles insomnies.

A côté des troubles de la sensibilité subjective, il existe des troubles de la sensibilité objective. Ceux-ci, contrairement aux premiers, sont des phénomènes plutôt tardifs, et témoignent d'une compression déjà avancée. La sensibilité objective, dans ses différentes modalités, peut être diminuée, puis, progressivement, abolie. Cette atteinte à la sensibilité est variable, avec des modes différents. La sensibilité tactile est généralement celle qui est frappée en premier lieu, la sensibilité termique ne l'est que plus tard ; quant à l'analgésie, elle est moins fréquente encore.

Les zones d'anesthésie, tout comme les douleurs spontanées,

sont variables et dépendent du siège de la lésion rachidienne et du point de compression de la moelle.

La sensibilité objective peut également être pervertie. Certains malades accusent, dans la zone des nerfs atteints, des picotements, des fourmillements, d'autres éprouvent une sensation d'engourdissement, des vibrations. Quelquefois on observe du retard dans les perceptions ou une hyperesthésie telle, qu'un léger pincement provoque une sensation pénible de vibrations, persistant plusieurs minutes après la cessation de l'excitation. Parfois, on peut même observer le phénomène suivant : une excitation produite sur un membre est perçue par le malade au point similaire du membre opposé.

Tous ces troubles de la sensibilité objective peuvent s'associer, se combiner de différentes façons, et provoquer des illusions variées.

TROUBLES DE LA MOTRICITÉ. — La motricité volontaire et réflexe sont également atteintes au cours du développement des néoplasmes des arcs vertébraux. Il en résulte toute une série de symptômes, dont nous allons maintenant nous occuper.

MOTRICITÉ VOLONTAIRE. — Les troubles de la motricité volontaire se traduisent par des phénomènes de parésie et de paralysie variables.

Ces troubles paralytiques débutent rarement en même temps que la douleur. Le plus souvent ils surviennent après un temps plus ou moins long variant, suivant le cas, de trois à six mois après le début de l'affection, le plus souvent ; de un an à deux ans, dans certains cas plus rares.

Il est exceptionnel que cette paralysie soit complète d'emblée ; le plus souvent elle est progressive. Au début, ce n'est qu'une simple parésie. Quand ce sont les membres inférieurs qui sont atteints, le malade n'éprouve au début qu'une certaine gêne dans la marche, ses james le portent mal, la démarche est lente, le malade traîne la jambe. Puis la parésie augmente de plus en plus, la marche devient de plus en plus difficile, pénible, et suivant la région de la moelle, ou le nerf comprimé par le néoplasme, on constate l'existence de paralysies musculaires variées, révélées par l'examen électrique.

L'examen électrique permet, en effet, de constater une diminution de l'excitabilité galvanique et faradique des muscles atteints, ainsi que de la lenteur dans les secousses.

Quand la tumeur du rachis comprime la moelle dans sa totalité, on peut avoir une paralysie complète des muscles dont l'innervation se fait au-dessous du point de compression.

Si, au contraire, la tumeur ne comprime que certains filets nerveux, comme cela s'observe dans les tumeurs développées au niveau de la queue de cheval, on obtient alors des paralysies parcellaires, répondant aux nerfs atteints.

Cette paralysie que nous venons de décrire présente un caractère essentiel : c'est une paralysie flasque ; les muscles atteints ont conservé leur laxité.

Les choses peuvent en rester là, et la paralysie conserver indéfiniment le même caractère, mais le plus souvent il n'en est rien ; et à ce premier stade de paralysie flasque fait suite une deuxième période de paralysie avec contracture.

Ce nouveau stade ne fait d'ailleurs que traduire un nouvel état anatomique de la moelle ou des nerfs comprimés. Tant qu'il existait une paralysie flasque, la compression n'avait exercé sur ceux-ci qu'une action mécanique, mais à la longue la compression produit une dégénérescence secondaire, des fibres nerveuses, comprimées, et c'est précisément à cette dégénérescence, à cette sclérose, qu'est dû ce nouveau stade de paralysie avec contracture.

Sous l'influence d'excitations cutanées, telles le pincement de la peau, ou le simple toucher, on voit apparaître dans le membre paralysé des contractions spasmodiques, d'abord passagères, auxquelles succèdent des contractures spontanées et permanentes D'une façon générale, la contracture s'établit immédiatement et progressivement ; le membre paralysé se met le plus souvent, d'abord dans l'extension, puis plus tard dans la flexion. Cette contracture avec flexion peut atteindre parfois un degré extrême. Dans certains cas, on a pu voir des malades les talons en contact avec les fesses, les genoux serrés l'un contre l'autre.

Motricité réflexe. — A côté des troubles de la motricité volontaire que nous venons de décrire, on peut observer des troubles variés de la motricité réflexe.

Au début et tant qu'il existe de la paralysie flasque, les réflexes tendineux sont tantôt abolis, tantôt intacts ; mais dès qu'apparaît la paralysie avec contracture, on observe le plus souvent leur exagération et de la trépidation épileptoïde.

Le réflexe vésical peut présenter des troubles variés. Si la compression s'exerce sur le centre vésical, situé dans la région lombaire, on observe une paralysie complète de la veine avec relâchement des sphincters ; il en résulte par conséquent une incontinence d'urine absolue, que ni l'influence réflexe, ni la volonté, ne peuvent modifier.

Si, au contraire, le centre vésical lombaire est respecté, et si la lésion siège en un point situé au-dessus de lui, son activité ne peut être inhilée par les centres supérieurs : le malade présente alors une rétention d'urine et la miction se fait par regorgement.

Ces troubles présentent encore d'autres modalités. Ainsi, chez notre malade, le besoin d'uriner était perçu, mais ne, pouvait être combattu. S'il n'était pas satisfait immédiatement, le malade perdait ses urines involontairement.

Chez le malade de Davies Colley dont nous rapportons plus loin l'observation, l'incontinence d'urine n'existait que pendant la station debout et disparaissait par le repos au lit.

Des troubles reflexes analogues s'observent également au niveau du rectum. Il peut y avoir incontinence des matières fécales ou rétention, suivant le siège de la compression.

Troubles trophiques. — Les phénomènes paralytiques que nous venons de décrire entraînent toujours à une certaine époque, dans le membre où ils siègent, une série de troubles d'ordre trophique que nous allons brièvement exposer.

Ces troubles sont d'ailleurs toujours tardifs. Pendant de longs mois la nutrition et la vascularisation des parties paralysées peut rester normale. Mais, à la longue, elle finit par s'altérer. Les muscles paralysés deviennent le siège de phénomènes de dénutrition, leur volume diminue petit à petit, au point de se réduire parfois à l'état de simples cordes. Leurs tendons se raccourcissent et fixent les membres dans l'attitude vicieuse que lui avait donnée les phénomènes de contracture.

Les articulations deviennent le siège de troubles inflammatoires; de l'arthrite sèche, de l'hydarthrose, des subluxations, se font au niveau des articulations du genou, du cou de pied, de la hanche.

Du niveau de la peau on observe les modifications suivantes: sécheresse, teinte cyanique, état ichtyosique, éruptions cutanées (zona, éruption bullaire ou pemphigoïde).

Enfin on peut assister à la formation d'eschares sacrées qui prennent parfois des dimensions insolites, et sont le point de départ d'une infection qui emporte le malade.

SYMPTOMES PROPRES DE LA TUMEUR.— Les symptômes de compression que nous venons d'étudier précédemment peuvent être pendant longtemps les seuls signes traduisant la présence d'une tumeur maligne des arcs vertébraux ; dans certains cas même le néoplasme a si peu de tendance à se développer à la périphérie, qu'il ne se révèle par aucun signe objectif propre ; on comprend toutes les difficultés d'un diagnostic précis dans ce cas.

Mais le plus souvent au fur et à mesure qu'il se développe, le néoplasme tend à faire saillie au niveau de la région dorsale ou lombaire, et à former une tumeur plus ou moins volumineuse. Tantôt elle est réduite à des proportions minimes : c'est plutôt un simple empâtement de la région, qu'une véritable tumeur. Chez notre malade il existait une tumeur au niveau de la région sacro-lombaire ; mais elle était si peu développée que le malade ne s'en était même pas aperçu, et que son existence fut seulement reconnue à l'examen.

Dans d'autres cas, la tumeur peut prendre des proportions plus considérables, et forme une véritable saillie, de dimensions parfois énormes.

Cette tumeur peut être exactement médiane; le plus souvent, elle empiète d'un côté.

Au niveau de la tumeur la peau est généralement d'aspect et de coloration normale ; elle glisse librement sur les plans sous-jacents.

La tumeur généralement douloureuse à la palpation est de consistance variable.

Tantôt elle est formée de masses néoplasiques très ramollies ; et la palpation donne une sensation de fluctuation, qui fait croire à une tumeur liquide, et le plus souvent à un abcès froid par congestion symptomatique d'un mal de Pott.

Tantôt, au contraire, la tumeur donne des sensations variées. C'est ainsi que chez le malade de Péan dont nous rap-

portons l'observation, la tumeur offrait partout un certain degré de résistance, plus accentué au centre où elle paraissait
dure, moins accentué à la périphérie, où elle semblait être
presque fluctuante.

Si l'on cherche à se rendre compte des connexions de la
tumeur avec le plan profond, on constate qu'elle est plus ou
moins adhérente et se confond dans la profondeur, avec le mas-
sif osseux du rachis.

Dans le cas de tumeur siégeant au niveau du sacrum ou de
la région sacrée, l'examen objectif du malade doit toujours
être complété par le toucher rectal.

En effet, le néoplasme peut avoir envahi la face extérieure
du sacrum, et former à ce niveau une tumeur perceptible au
doigt qui touche. Il en était ainsi chez le malade de Péan ; il
en eût été de même chez notre malade, si le toucher rectal avait
été pratiqué ; l'autopsie nous démontra en effet l'existence
d'une tumeur faisant saillie dans la cavité du sacrum et qui
par conséquent aurait été facilement perceptible au doigt in-
troduit dans le rectum.

C'est à dessein que nous insistons sur ce point particulier
de la symtomatologie des tumeurs malignes de la région lombo-
sacrée, car nous l'avons vu mentionné nulle part et nous sommes persuadé qu'il peut être à l'occasion un élément de plus,
dans la discussion parfois si délicate du diagnostic des affections de cette région.

Il nous reste encore un point important à signaler : c'est la
rareté des déformations dans le développement du sarcóme
et de l'endothéliome de la colonne vertébrale. Contrairement
à ce qu'on observe dans la tuberculose vertébrale ou dans le
carcinome, on constate rarement des déviations, des courbures
dans l'axe du rachis. La raison en est facile à donner.

Comme nous l'avons vu précédemment dans le chapitre con-
sacré à l'anatomo-pathologie, le genre de tumeurs que nous

étudions se développe presque exclusivement aux dépens des arcs vertébraux. Le corps de la vertèbre est le plus souvent respecté ; la colonne reste donc intacte dans son ensemble : d'où absence de déviation et de courbures anormales, etc.

VARIÉTÉS CLINIQUES.— Tels sont les différents symptômes que l'on peut rencontrer au cours du développement d'une tumeur sarcomateuse ou endothéliomateuse des arcs vertébraux. Mais cette étude symptomatique générale a besoin d'être précisée.

En effet, suivant le siège de la tumeur, on peut observer toute une série de symptômes particuliers, dont l'ensemble constitue un véritable type clinique définitif.

A ce point de vue, on peut distinguer trois types différents :

1° Le *type cervical*, répondant aux tumeurs développées au niveau de la région cervicale ;

2° Le *type dorso-lombaire*, répondant aux tumeurs développées au niveau de la dernière vertèbre dorsale et des premières vertèbres lombaires ;

3° Le *type lombo-sacré*, répondant aux tumeurs développées au niveau des deux dernières vertèbres lombaires et du sacrum.

TYPE CERVICAL. — Quand une tumeur sarcomateuse se développe au niveau de la région cervicale, elle y détermine certains troubles de compression particuliers. Si la compression porte sur toute la moelle, on peut observer une paralysie des quatre membres. Mais presque toujours la paralysie commence par les membres supérieurs, et ne s'étend que plus tard aux membres inférieurs ; il est exceptionnel que le début se fasse par ces derniers.

Si la compression ne porte que sur une partie de la moelle, on peut observer une paralysie limitée aux membres supérieurs ou même à l'un d'eux.

Enfin on peut observer un certain nombre de symptômes spéciaux des vomissements et du hoquet (excitation du nerf phrénique), de la dyspnée, de la toux (excitation des nerfs intercostaux, phréniques), des origines des pneumogastriques, des troubles oculo-pupillaires (myosis-mydriase), de la gêne de la déglutition, des troubles circulatoires (ralentissement du pouls, rougeur et pâleur de la face), des attaques épileptiformes.

TYPE DORSO-LOMBAIRE. — Développée au niveau de la dernière vertèbre dorsale et de la première lombaire, une tumeur maligne sarcomateuse exerce des phénomènes de compression sur le cône terminal et détermine les phénomènes caractéristiques suivants :

Une paralysie totale des membres inférieurs avec perte de réflexes, atrophie musculaire et réaction de dégénérescence.

Une paralysie des sphincters.

Une anesthésie des membres inférieurs remontant jusqu'au pubis.

TYPE LOMBO-SACRÉ. — Développée au niveau de deux dernières lombaires et du sacrum, les tumeurs n'exercent plus que des phénomènes de compression radiculaire. Au niveau, en effet, le canal rachidien n'est plus occupé que par le *filum terminale* et les nerfs constitutifs de la queue de cheval.

La compression de ces filets détermine les symptômes suivants :

Une paralysie des muscles fessiers, des fléchisseurs de la cuisse de tous les muscles de la jambe et du pied, s'accompagne de réaction de dégénérescence. Les muscles de la partie antérieure de la cuisse et les adducteurs sont respectés, la marche est encore possible, quoique difficile, une anesthésie des fesses, du périnée, du scrotum, du pénis, des parties postérieures des cuisses, de la face postérieure de la jambe. le bord interne du pied est respecté et conserve sa sensibilité.

Une paralysie de la vessie et du rectum.

Si nous rapportons ce type clinique récemment étudié par G. Valentini, et au travail duquel nous avons emprunté ce rapide résumé, du cas, qui nous est personnel, nous y trouvons de nombreux points d'analogie.

Notre malade, en effet, présentait à peu près exactement pour la jambe droite tous les troubles de la sensibilité décrits pour ce type. L'anesthésie de la partie postérieure de la jambe manquait seule.

En ce qui concerne la paralysie, la ressemblance avec le type décrit par Valentini est moins nette. D'ailleurs, l'examen électrique, est malheureusement incomplet, puisqu'il ne nous fournit aucun renseignement sur les fessiers et les fléchisseurs de la cuisse. Cependant, tel quel, nous voyons que les muscles examinés répondent quand à leur état, au type décrit. Les muscles de la jambe, présentaient la réaction de dégénérescence ; le droit antérieur de la cuisse était intact.

Quant aux sphincters ils présentaient la paralysie décrite dans le type.

En somme notre malade présentait à peu de chose près, pour le membre inférieur, les symptômes de compression répondant au type lombo-sacré.

CHAPITRE IV

DIAGNOSTIC

Si nous avons insisté aussi longuement sur la symptomatologie le plus fréquemment observé pour ces tumeurs des
rachis, c'est qu'il nous semblait nécessaire d'accumuler la
plus grande quantité de signes utiles, pour faire porter un
diagnostic précis. Et encore, en dépit du nombre considérable
des troubles subjectifs ou objectifs que déterminent les néoplasmes de cette région, n'en trouvons-nous cependant aucun
qui apporte assez de précision, assez de certitude, pour que
nous puissions affirmer l'existence et l'évolution d'une tumeur
de la colonne vertébrale.

Bien plus, il semble qu'au contraire, ces manifestations si
différentes de l'envahissement de la cavité médullaire, ces
signes d'excitation ou de dégénérescence nerveuse, joints à
une symptomatologie propre de la tumeur extrêmement vague,
soient bien faits pour égarer le clinicien, pour faire dévier ses
recherches vers une affection plus commune, présentant des
manifestations presque identiques, pour empêcher une thérapeutique énergique de venir enrayer l'évolution de cette affection maligne. Et ce que nous venons d'avancer est parfaitement
vérifié par nos recherches bibliographiques, qui nous font
voir que bien peu souvent le diagnostic a été posé par avance,

et qu'en général c'est une autopsie ou une intervention chirurgicale qui ont permis de vérifier la nature de la tumeur.

Il nous semble donc que nous devions serrer de près l'analyse des différents symptômes, afin de voir où il n'est pas possible de sortir du vague et de l'imprécis, pour poser un diagnostic ferme. Nous nous baserons pour l'établir sur tous les signes qui peuvent avoir quelque valeur et ont été longuement étudiés par nous dans la symptomatologie. Nous nous aiderons également de l'étiologie surtout pour faire le diagnostic avec le mal de Pott, cette affection malheureusement si fréquente et si commune que la pensée en vient de prime abord à tout clinicien qui examine un malade localisant son mal à cette région.

Nous ne nous étendrons pas sur les signes du début. A cette période, personne ne le contestera, le diagnostic est matériellement impossible.

Un malade fait un mouvement brusque et ressent une douleur violente à la région lombaire. Un autre malade fait une chute, reçoit un traumatisme et souffre vivement pendant quelques jours. Puis tout disparaît et rentre dans l'ordre. Le médecin appelé auprès du patient, en admettant même qu'on lui demande une consultation, ira-t-il déclarer qu'il s'agit d'un début de sarcome ? Ne pensera-t-il pas plutôt à un lombago, à des douleurs rhumatismales, à une névralgie intercostale, ou à une sciatique primitive, alors qu'il existe réellement des manifestations symptomatiques d'une compression de la moelle ou des racines d'émergence des nerfs rachidiens ?

Cependant, quelques mois plus tard, sans cause cette fois-ci, les douleurs reprennent, très vives, brusques, violentes, localisées au point lésé, irradiant souvent vers les nerfs périphériques, se répétant à intervalles plus ou moins rapprochés, et on pense à l'ataxie locomotrice, et en présence de ces douleurs constrictives, des points douloureux et des douleurs fulgurantes dans les membres inférieurs, parfois même des troubles vésicaux, on parle même d'un tabès combiné.

Mais l'examen est dérouté par une évolution différente des accidents dans les deux cas : le phénomène du genou persiste, est même exagéré au début ; le signe d'Argyll Robertson fait défaut, les paralysies oculaires, la précocité des troubles sensitifs, l'anesthésie plantaire ne peuvent être retrouvés. En outre, en constate un signe particulier, très net, chez le sujet qui a fait l'objet de notre observation et que nous avons pris soin de signaler dans notre étude symptomatologique, ce sont les exacerbations de la douleur, les insomnies dont se plaint le malade. D'ailleurs, la tumeur maligne continue son évolution rapide et l'idée de tabès est complètement écartée.

Les différentes sensibilités sont atteintes, plus particulièment la sensibilité tactile. L'idée de myélite diffuse se présente alors à l'esprit. Mais dans ce cas on trouve des troubles de sensibilité beaucoup plus marqués. L'atrophie musculaire survient rapidement. On constate la présence d'eschares sacrées.

Cependant, les phénomènes paraplégiques s'accusent, s'installent progressivement. En ce moment, on doit en principe faire dévêtir le malade d'une façon complète et pratiquer un examen méthodique du rachis, s'assurer de la ligne des apophyses épineuses, rechercher s'il n'existe pas de points douloureux.

Dans la majorité des cas on découvrira la tumeur, étalée, molle, fluctuante par points, avec la peau cependant normale mobile sur les plans sous-jacents.

En présence de ces signes, ira-t-on songer à une paraplégie due à une névrite (alcool, plomb, etc.) ? Mais dans ce cas, on observerait des signes d'intoxication généralisée, les troubles de la sensibilité auraient été précoces, les sphincters

seraient respectés, certains muscles seraient plus particulièrement atteints (extenseurs), il existerait du steppage.

Encore moins ira-t-on songer à la maladie de Charcot,
tout à fait au début de la paralysie, quand elle commence
par les membres inférieurs. On trouverait dans ce cas de
l'atrophie précoce et une absence complète de troubles de la
sensibilité, de désordres du côté des sphincters, etc.

Nous ne ferons pas plus le diagnostic avec la syringomyé-
lie dont la nature est encore inconnue, qui prend peut-être
son origine dans un gliome intra-spinal et qui, par suite,
se rattache, jusqu'à un certain point, quant aux désordres
produits, à l'affection qui fait l'objet de notre étude.

Si la tumeur n'était pas apparente, nous serions peut-être
arrêté un instant par la pensée que nous avons affaire à une
paraplégie hystérique, dans laquelle on a retrouvé quelquefois
un point douloureux de la région spinale.

Il faudrait rechercher les stigmates d'hystérie, les attaques
convulsives, d'autres zones hystérogènes. L'intensité des
désordres sensitifs surtout, l'intégrité des sphincters, l'absence
des troubles trophiques, nous le ferait écarter après un examen un peu soigné.

En général, quand le malade aura recours à l'art du clinicien, le néoplasme sera apparent et présentera les caractères
signalés ci-dessus. La fluctuation surtout, que l'on trouvera
très nette, fera venir immédiatement à l'esprit l'idée d'un mal
de Pott, ayant donné lieu à un abcès par congestion.

Mais un premier point frappant, c'est que la déformation
angulaire de la colonne vertébrale fera défaut, s'il s'agit d'une
tumeur maligne du genre de celle que nous étudions. N'a-
vons-nous pas, en effet, signalé plus haut, au chapitre d'a-
natomie pathologique, qu'elle affectionne plus particulièrement
les arcs vertébraux. Il n'y aura donc pas d'effondrement du
corps de la vertèbre.

Il nous semble que ce fait doit être mis en lumière, les symptômes pouvant être utiles au diagnostic, étant déjà assez rares et assez peu précis. Ici aussi nous ferons entrer en ligne de compte le jeune âge du sujet, la chloro-anémie, bien différente de celle qui atteindra notre malade à une période assez avancée de son affection, l'amaigrissement, l'adénite cervicale, l'habitus scrofuleux, les antécédents. Nous nous aiderons de tous les signes qui pourront nous être utiles, toux, lésions pulmonaires, présence d'autres abcès par congestion. Enfin, nous ne négligerons pas de pratiquer le toucher rectal, qui, ainsi que nous l'avons dit dans l'étude de nos symptômes, aurait peut-être permis de porter un diagnostic exact pour le cas qui nous intéresse.

Et si, chez un malade déjà âgé, nous trouvons un amaigrissement progressif et rapide, sans cause nette, de l'œdème, une anémie jaune paille, et enfin, cet empâtement déjà décrit, nous serons alors en droit de penser à une tumeur maligne ; et nous dirons sarcome, ne pouvant aller plus loin dans la prévision de genre de tumeur, à cause de sa localisation postérieure, à cause de l'absence de cette courbe large qu'on donne comme la signature du cancer du corps de la vertèbre.

Nous nous arrêterons ici dans ce diagnostic différentiel. Il nous paraît bien inutile, en effet, de mettre en avant la présence d'un abcès, d'un kyste, d'un anévrysme, bien rares dans cette région, très difficiles à préciser à cause de leur marche lente, déterminant tout à coup des symptômes aigus très graves, généralement mortels. On peut encore les considérer comme une découverte d'autopsie, l'intervention étant rendue impossible, parce qu'il est trop tard, parce que les dévastations sont trop étendues.

CHAPITRE V

PRONOSTIC ET TRAITEMENT

Ce n'est malheureusement pas exclusivement pour les dernières affections pathologiques médullaires ou rachidiennes, dont nous parlions à la fin du chapitre précédent, qu'on doit porter un pronostic fâcheux, et que la thérapeutique arrive trop tard! Les tumeurs sarcomateuses ou endothéliomateuses, qui font l'objet de cette dernière partie de notre étude, comportent un pronostic aussi sérieux, réservent au chirurgien un traitement aussi ingrat. Elles sont graves, parce que, comme tous les cancers, on n'est jamais sûr, même avec une intervention hâtive, d'enrayer l'évolution du néoplasme, de détruire le mal dans sa racine. Mais cette gravité est encore augmentée par ce fait que le diagnostic est posé tardivement, à moins que le malade ne bénéficie d'une erreur d'interprétation des différents symptômes causés par le mal dont il est atteint, et aussi que, par son siège, par sa localisation tout près de l'axe médullaire, l'évolution de la tumeur ne peut qu'entraîner des désordres graves, irrémédiables même parfois. Enfin, le traitement opératoire, s'il est tenté, est loin d'être exempt de complications, soit immédiates, soit secondaires, toutes choses, en un mot, qui viennent assombrir le pronostic et le rendre extrêmement sévère.

3

Cette étude de traitement opératoire est loin d'ailleurs d'être complètement résolue. La grande majorité des auteurs est cependant d'accord pour rejeter toute intervention faite de parti pris en cas de tumeur maligne des arcs vertébraux. Les résultats en sont véritablement néfastes, et Chipault, dans l'étude approfondie qu'il fait de ce genre de tumeurs, n'hésite pas à repousser toute opération chirurgicale, et il cite, à l'appui de son dire, un certain nombre d'interventions qui, toutes, sauf celle de Davies Colley, ont donné un résultat opératoire désastreux. L'observation qui fait la base de notre travail n'est certes pas de nature à modifier ces conclusions !

Kirmisson, de son côté, dans la séance du Congrès de chirurgie du 12 octobre 1894, se prononce également pour l'abstention systématique en cas de tumeur maligne des vertèbres.

« En ce qui concerne les tumeurs malignes des vertèbres elles-mêmes, les résultats sont tellement déplorables qu'il vaut mieux renoncer à les enlever » (Kirmisson).

« On le voit, qu'il s'agisse de tumeur primitive (Lecat, Gersker, Sonnenburg) ou secondaire (point de départ extra-rachidien : Bardeleben, intra-rachidien, Albe), les tumeurs malignes des arcs sont, sauf tout à fait au début, réfractaires aux tentatives chirurgicales » (Chipault).

Si nous prenons les statistiques du même auteur, nous apprenons que, sur 19 interventions contre les tumeurs du rachis et des méninges, on compte 10 morts opératoires et une mort après récidive.

Ces faits-là ne sont véritablement pas encourageants, et si on y ajoute la difficulté d'une intervention sur des tissus friables, extrêmement vasculaires, causant des hémorragies dont il est parfois difficile de se rendre maître, prolongeant une opération qui doit être menée rapidement, le choc médullaire, impossible à éviter et qui peut entraîner un arrêt brusque de la respiration, une syncope mortelle, même parfois (le cas ne s'est pas produit pour notre malade, mais l'alerte a été néanmoins assez sérieuse pour interrompre l'opération pendant une demi-heure environ), on comprendra les hésitations du chirurgien et, en fin de compte, son abstention fortement motivée.

Quel espoir restera-t-il donc au malade? Nous devons convenir que ces cas rentrent dans la catégorie des affections, trop nombreuses, hélas! qui sont au-dessus des puissances humaines.

« Je suis las d'abattre du cancer », disait Verneuil. Mais ceux-ci sont les pires des cancers, de ceux que l'on ne touche pas, mais qu'on salue.

Et c'est alors que le rôle moral du chirurgien devra faire sentir son influence. Tranquilliser le malade par des encouragements, le consoler, lui verser l'illusion à pleins bords, n'est pas un rôle à dédaigner. A cela, il devra ajouter un traitement thérapeutique destiné à calmer les douleurs, à adoucir les souffrances. « Tous les calmants seront mis en œuvre, mais surtout les injections hypodermiques de morphine qui présentent l'avantage de pouvoir être continuées pendant fort longtemps sans entraver les fonctions de l'estomac » (Kirmisson).

OBSERVATIONS

Observation I

(INÉDITE)

(Due à l'obligeance de M. le professeur FORGUE)

Ostéosarcome (forme endothéliome) de la région lombo-sacrée

L. G... , cinquante ans, tailleur de pierres , entre le 1er juin 1900 dans le service de M. le professeur Grasset, salle Fouquet, n° 9, pour une tumeur siégeant à la partie supérieure du sacrum et s'accompagnant de douleurs sourdes spontanées à la partie inférieure du rachis, irradiées dans les membres inférieurs.

ANTÉCÉDENTS HÉRÉDITAIRES. — Rien de spécial à noter.

ANTÉCÉDENTS PERSONNELS. — Grippe à vingt ans. Habite la Tunisie depuis huit ans. Pas de syphilis antérieure.

MALADIE ACTUELLE. — L'affection a débuté, il y a six ans, par une douleur brusque et intense au bas de la colonne vertébrale, à la suite d'un faux pas. Cette douleur dura peu et disparut bientôt.

Six mois plus tard elle reparut avec les mêmes caractères, se répéta à des intervalles plus rapprochés, et s'installa définitivement. Depuis deux ans, en effet, le malade souffre continuellement au niveau de la région sacro-lombaire, et les douleurs vont s'irradiant à la fesse et à la jambe droite.

Depuis huit mois environ, la douleur s'est également irradiée au membre inférieur gauche sans abandonner, d'ailleurs, la jambe droite.

Depuis six mois, des douleurs lancinantes ont apparu dans le testicule droit; en même temps, le malade a commencé à traîner la jambe droite et à éprouver de la difficulté dans la marche.

ETAT ACTUEL. — 1° *Sensibilité subjective.* — Le malade accuse une douleur sourde spontanée au niveau de la région sacro-lombaire, s'accentuant par le mouvement, la marche, le moindre heurt, la toux, et s'irradiant aux deux membres inférieurs (fesse, partie postérieure de la cuisse, mollet, deux derniers orteils du pied droit). Cette douleur augmente avec le temps froid;

2° *Sensibilité objective.* — L'exploration de la sensibilité objective permet de reconnaître:

a) Une anesthésie en selle, plus marquée à la partie de la fesse droite. Cette anesthésie existe pour les trois modes (tact, température, douleur);

b) A gauche: une sensibilité normale dans tout le reste du membre inférieur;

c) A droite: de l'hypo-anesthésie tactile, de l'anesthésie pour le froid, de l'analgésie sur toute la partie postérieure de la cuisse. La sensibilité est normale pour le reste du membre;

d) Au niveau des bourses: de l'anesthésie aux trois modes, au niveau de la partie droite et postérieure.

3° *Motricité.* — La marche est rendue difficile par la douleur qu'elle réveille et par la faiblesse des jambes. La démarche est lente, se fait à petits pas, la jambe droite traîne.

4° *Réflexes.* — Le réflexe rotulien est conservé. Il n'existe pas de tonus du pied, ni de phénomène des orteils.

5° *Trophicité.* — Il existe une atrophie manifeste des muscles du membre inférieur droit. La circonférence de ce membre, mesurée au niveau de la partie moyenne de la fesse et au niveau du mollet, est inférieure de 2 centimètres à celle du membre inférieur gauche.

6° *Sphincters*. — Le malade éprouve le besoin d'uriner et d'aller à la selle, mais il ne peut pas résister à ce besoin ; si le besoin n'est pas satisfait immédiatement, il perd ses matières et ses urines.

Pendant qu'il urine ou qu'il défèque, le malade ne sent pas passer l'urine ou les matières fécales.

7° *Tumeur*. — Le malade présente, au niveau de l'articulation sacro-vertébrale, une tumeur étalée de la dimension de la paume de la main.

Siégeant sur la ligne médiane, elle empiète un peu plus à droite qu'à gauche, et répond à peu près aux deux dernières vertèbres lombaires et aux deux premières pièces sacrées. Douloureuse à la palpation, elle donne une sensation nette de fluctuation et semble se continuer avec les plans profonds. A son niveau, la peau n'est le siège d'aucune modification.

8° *Examen électrique*. — Cet examen donne les renseignements suivants :

Muscles examinés :

Jambier antérieur, Jumeau interne, Droit antérieur, Droit interne.

Nerf examiné :

Tibial.

EXCITABILITÉ FARADIQUE, égale des deux côtés, pour le jambier antérieur.

Moindre à droite qu'à gauche pour le jumeau interne, le droit antérieur et le droit interne.

Bien moindre à droite qu'à gauche, pour le nerf tibial.

Diminution de l'excitabilité faradique assez marquée pour les jambiers antérieurs et les jumeaux internes.

Excitabilité galvanique. — Egale des deux côtés pour le jambier antérieur, moindre à droite qu'à gauche pour le jumeau interne, et le droit interne, moindre à gauche qu'à droite, pour le nerf tibial.

On observe de la lenteur, des secousses pour les jambiers antérieurs, et les jumeaux internes. Elle est plus marquée au côté droit.

Les secousses du droit antérieur et du droit interne du côté droit ne se produisent pas avec leur brusquerie normale. Du côté gauche, pour ces deux muscles la secousse paraît brusque.

En résumé, le jumeau interne droit présente à peu près tous les caractères de la réaction de dégénérescence, les deux jambiers antérieurs, et le jumeau interne gauche présentent également quelques-uns des caractères de cette réaction, d'une façon très nette. Les muscles, examinés à la cuisse, sont moins atteints.

D'une façon générale, le côté gauche est plus atteint que le côté droit.

9° *Examen radiographique.* — L'examen radiographique paraît indiquer, soit des altérations osseuses, soit des déplacements de vertèbres, mais le cliché manque de netteté, le malade ayant bougé.

Le malade est tenu en observation.

Le 2 juin. Douleurs violentes sur le trajet du sciatique, On donne de l'antipyrine.

Le 4 juin. — Douleurs toujours intenses. Insomnies.

Le 7 juin. — Deux injections de tuberculine sans résultat.

Le 20 juin. — Douleurs du plexus sacré plus marquées à droite qu'à gauche.

Diagnostic. — Le diagnostic probable de cette tumeur fluctuante fut: mal de Pott, avec abcès froid de la région sacro-lombaire, comprimant les nerfs de la queue de cheval.

Le malade passe en chirurgie, salle Delpech, n° 26.

M. le professeur Forgue pose le même diagnostic: phénomènes de compression radiculaire (au niveau de la queue de cheval) par un prolongement intra-vertébral de la tumeur molle extérieure; il dessine un schéma (vérifié au cours de l'intervention) de la forme bilobée probable de la lésion, la partie profonde et intra-rachidienne devant, en raison de la répartition des troubles musculaires des membres inférieurs, et en conformité avec les localisations radiculaires qu'il a décrites, remonter plus haut que la tumeur apparente à l'extérieur. — Comme diagnostic de nature, il conclut aussi en raison de la fluctuation nette, à la probabilité d'une lésion tuberculeuse, tout en gardant certaines réserves nécessaires concernant des sarcomes pseudo-fluctuants (comme il en avait observé un cas l'an dernier chez un militaire atteint de sarcome aigu de l'os iliaque). Ici la lente évolution du mal paraissait un argument de quelque valeur en faveur de la nature tuberculeuse.

Le 2 juillet. — *Opération.* Anesthésie au chloroforme, le malade étant couché dans le décubitus latéral gauche.

Incision de la tumeur sur la ligne médiane depuis la première vertèbre lombaire jusqu'à la troisième vertèbre sacrée. Le bistouri entame immédiatement au-dessous de l'aponévrose, un tissu friable, ramolli, constitué par l'extrémité inférieure des muscles des gouttières vertébrales, envahis par un processus néoplasiqué. Ce tissu extrêmement vasculaire, saigne abondamment, et en raison même de sa friabilité, les pinces ne peuvent servir à arrêter l'hémorragie. L'opérateur enlève alors rapidement à coups de ciseaux forts la masse de la tumeur. Le tamponnement exercé à l'aide de compresses de gaze, arrête l'écoulement du sang, et permet de se rendre compte des lésions : toute la partie postérieure des deux dernières vertèbres lombaires, et des deux premières sacrées est détruite, et forme un orifice, s'ouvrant dans le canal rachidien notablement agrandi à ce niveau et rempli par une masse de tissu néoplasique. La pince-gouge élargit cette brèche : Avec la curette d'abord, puis avec l'index coiffé d'une compresse, l'opérateur procède au nettoyage du canal rachidien. On peut voir facilement la face postérieure du disque intervertébral correspondant au promontoire. Au cours de ce nettoyage du canal rachidien, il se produit quelques secousses épileptoïdes dans les membres inférieurs, au moment où la curette nettoie et dégage les racines sacrées, littéralement englobées dans la masse néoplasique.

Presque en même temps le malade est pris d'une syncope et la respiration s'arrête brusquement. La plaie opératoire est alors bourrée à la gaze recouverte de compresses aseptiques, que maintient et comprime la main d'un aide. Le malade est couché sur le dos la tête basse. Respiration artificielle, tractions rythmées de la langue, compresses très chaudes, coiffant la tête, position de Nélaton, injections de sérum-caféiné, d'éther, de rhum : tels sont les moyens mis en œuvre rapidement, et qui parviennent à ranimer l'opéré. Cette alerte dure près d'une demi-heure. Lorsque la respiration est redevenue régulière, et que le pouls est remonté, M. le professeur Forgue, après avoir fait replacer le malade en position latérale, complète le nettoyage de la plaie opératoire, et l'ablation de tout le tissu suspect. Les masses néoplasiques s'engageaient dans le canal rachidien, jusque vers la 11e dorsale : la curette les extrait. Au moment où on les extrait, une nouvelle syncope se produit de moins longue durée d'ailleurs que la première,

Le nettoyage complètement terminé, la plaie est bourrée de gaze au salol. On assure une bonne compression, au moyen de plusieurs lames d'ouate superposées et d'un bandage en flanelle bien serré. Le malade est emporté dans son lit. A ce moment le pouls est très petit, à peine sensible. Le malade ne tarde pas à se réveiller, à parler. L'après-midi, vers deux heures, le malade est calme, il respire tranquillement, et souffre peu, mais son pouls est toujours très petit, presque incomptable.

Malgré une nouvelle injection de sérum caféiné, il ne se relève pas. La respiration s'accélère, les extrémités se refroidissent, et le malade meurt à huit heures du soir.

AUTOPSIE. — Le cadavre étant couché sur le ventre, on incise la peau sur la partie médiane du coccyx à la partie moyenne du dos. La colonne vertébrale est débarrassée des masses charnues dorso-lombaires et sciée au niveau de la neuvième vertèbre dorsale ; les neuvième, dixième, onzième, douzième cotes sont coupées au ciseau ; à l'aide de la gouge et du maillet, on désarticule le sacrum d'avec les deux os iliaques et on enlève ainsi en un seul bloc la partie inférieure de la colonne vertébrale. La pièce disséquée nous permet de nous rendre compte des particularités suivantes.

La face postérieure de la colonne vertébrale nous présente une ouverture de 7 centimètres de long sur 5 de large, répondant à la dernière vertèbre lombaire et aux deux premières pièces sacrées. Cette ouverture conduit dans une cavité du volume d'un œuf, se continuant en haut avec le canal rachidien. L'intérieur de cette cavité se trouve traversé par différents filets nerveux émanés de la queue de cheval.

Le fond de cette cavité se trouve formé en haut par le promontoire et le disque intervertébral correspondant. En bas, le tissu osseux a complètement disparu, et à ce niveau le fond de la cavité n'est plus formé que par une coque molle qui la sépare du petit bassin ; c'est donc dire qu'à ce niveau la pièce sacrée correspondante a été détruite dans toute son épaisseur par le processus néoplasique.

La pièce, examinée en avant, nous présente dans la concavité du sacrum une tumeur à droite de la ligne médiane qui n'est autre chose que la saillie dans le petit bassin du fond de la cavité décrite à la face postérieure. Cette saillie répond au côté latéral droit des deux dernières vertèbres lombaires et des deux premières pièces sacrées. Dans sa masse se trouvent englobés le muscle psoas, le tronc nerveux lombo-sacré, le nerf obturateur et le nerf crural droits.

EXAMEN ANATO MO-PATHOLOGIQUE.—Cet examen, dû à l'obligeance de M. le professeur Bosc, a été fait sur les masses néoplasiques enlevées au cours de l'opération.

EXAMEN MACROSCOPIQUE. — Le plus volumineux des morceaux extraits est formé par une masse musculaire dont une partie apparaît saine, l'autre partie infiltrée par un tissu néoplasique, lequel arrive à former une tumeur au niveau de laquelle ce muscle est complètement détruit.

Le tissu néoplasique est de consistance molle, friable, de couleur gris rosé, ponctué d'hémorragies limitées, ou transformé en un bloc noirâtre, violacé par une hémorragie diffuse.

EXAMEN MICROSCOPIQUE. — La tumeur est de structure variable, suivant les points examinés. Elle est caractérisée essentiellement par l'existence de formations cellulaires d'allure épithéliale dans un tissu conjonctif à trame plus ou moins épaisse, ou délicate.

Dans les points où la tumeur a acquis son complet développement, les cellules sont disposées sous forme de tubes très allongés et sous forme d'alvéoles séparés par de fines travées conjonctives.

Les formations alvéolaires simulent complètement la structure d'une glande avec lumière centrale et cellules volumineuses cubiques ou cylindriques.

En certains points et parfois sur une grande étendue, la lumière est remplie par les globules sanguins, de manière à laisser penser qu'on se trouve en présence d'un processus d'origine endothéliale vasculaire sanguine.

En réalité, en comparant ces diverses préparations, on voit que le sang provient des hémorragies interstitielles, qui, par places, dissocient complètement le tissu intermédiaire.

Si l'on étudie le mode de formation des alvéoles, l'on arrive à cette conclusion, que la lumière centrale est due à la dégénérescence mucoïde du centre d'un amas de cellules d'apparence épithéliale, les travées conjonctives environnantes étant de plus en plus amincies par le développement des amas.

Si l'on cherche l'origine même des cellules, on voit qu'il s'agit d'une prolifération de cellules endothéliales des espaces lymphatiques.

En somme, il s'agit donc d'un *endothélium lymphatique interfasciculaire*.

Observation II

Présenté au Congrès de chirurgie de 1894 par le docteur PÉAN

Sarcome du sacrum

P. Benoist, cinquante-sept ans, employé. Rien de particulier a signaler dans ses antécédents héréditaires et personnels.

Le début de la maladie remonte à trois ans environ, époque à laquelle il eut des douleurs vagues vers l'extrémité inférieure du sacrum, en même temps qu'une légère augmentation de volume de la région.

Il y a deux ans, à la suite d'une chute, la tumeur prit un développement rapide ; au mois de juillet suivant, elle avait le volume d'une mandarine. A cette époque, un chirurgien en fit l'ouverture et en vit s'écouler 3 cuillerées d'un sang noirâtre. Six semaines après, la plaie était fermée. Néanmoins la tumeur augmentait de plus en plus.

Le 2 mai 1893, le malade entre à l'Hôpital international.

En l'examinant, nous voyons que la tumeur est presque aussi volumineuse que celle que nous avons décrite dans le tome II de nos Leçons cliniques. Elle commence au-dessous de l'articulation sacro-iliaque, s'étend jusqu'à l'orifice anal et se prolonge de chaque côté jusqu'au milieu de la région fessière dont les muscles sont soulevés. Au centre existe la cicatrice résultant de l'ancienne incision. Au palper, nous constatons que la masse morbide est arrondie, bosselée, qu'elle offre partout un certain degré de résistance, qu'elle est dure et osseuse au centre, ramollie et presque fluctuante à la périphérie.

Par le toucher rectal nous sentons à 4 centimètres au-dessous de l'anus, la partie inférieure de la tumeur et nous la suivons jusqu'aux deux ischions. La muqueuse rectale est lisse et mobile. Il est facile de voir que le sacrum est envahi en totalité par une tumeur a marche rapide, sarcomateuse. Aucun symptôme nerveux, à part quelques éléments douloureux.

L'état général est excellent.

20 mai. — OPÉRATION. — Anesthésie par le chloroforme, asepsie de la région.

Incision verticale, médiane, sur toute l'étendue de la tumeur. Le bistouri pénètre dans une masse rougeâtre, ramollie, parsemée de points osseux. Chaque moitié de la tumeur est enlevée par fragments avec la curette jusqu'à la périphérie. De ce côté, elle est entourée par une coque osseuse, résistante, qui est enlevée par morcellement avec les ciseaux et la pince emporte-pièce. Tout le sacrum se trouve ainsi enlevée, excepté à gauche. Nous parvenons de ce côté à conserver deux petites portions à travers lesquelles restent les nerfs de la queue de cheval. Nous enlevons ensuite la portion de la tumeur qui est reliée au rectum par des adhérences résistantes. Ce temps de l'opération exige une dissection très minutieuse. La perte de substance produite par l'amputation complète du sacrum est considérable. La cavité est remplie de gaze iodoformée, puis un drain est transversalement placé à la partie inférieure. La plaie est ensuite fermée par des surjets de catgut profonds et par des anses superficielles, au crin de Florence.

Suites d'opératoires excellentes, malgré un léger délire survenu dans les premiers jours et dû à l'iodoforme. Ce délire cesse avec la suppression de ce médicament et la réunion a lieu par première intention.

Le 25 juillet, le malade quitte le service guéri.

L'examen histologique, fait par Brault, montre qu'il s'agit d'un sarcome.

Observaton III

(RÉSUMÉE)

DAVIES COLLEY, *Transaction of the clinical Society of London*, 1892

Sarcome des 5me et 6me arcs dorsaux

Femme âgée de vingt-trois ans. A seize ans, chute qui s'accompagna d'une déviation spinale, et nécessita un séjour au lit de six mois. On applique alors un corset plâtré pendant quatre mois. Amélioration, puis retour des douleurs dans le thorax et le dos, affaiblissement des jambes et des pieds, d'où chutes fréquentes.

Un mois avant son entrée à l'hôpital, la malade a commencé à perdre la sensibilité de ses membres inférieurs et à avoir de l'incontinence d'urine et de matières fécales. Pendant les deux dernières semaines, impossibilité de la marche.

A l'examen on constate une tumeur siégeant au niveau des 4e et 5e dorsales, à droite. Anesthésie partielle du membre inférieur sur un plus grande paralysie presque complète. Trépidation épileptoïde des deux côtés. Mictions fréquentes. Mais, tant que le malade reste au lit, pas de miction ou de défécation involontaires.

OPÉRATION. — Incision longitudinale au niveau de la tumeur, découvrant une tumeur siégeant à droite de la ligne médiane, adhérente aux lames droites des 5e et 6e dorsales, les lames, ramollies et envahies par le néoplasme, sont enlevées avec la tumeur, laissant un orifice s'ouvrant dans le canal rachidien. A son niveau, la dure-mère est saine et non adhérente à la tumeur; la moelle est aplatie et ramollie. La tumeur envoyait un prolongement entre les deux apophyses transverses, jusque sur les côtés des corps vertébraux, prolongement qui d'ailleurs fut extirpé. Abondante hémorragie des veines rachidiennes arrêtée par la compression.

SUITES OPÉRATOIRES. — Réunion de la plaie par première intention. Dès le lendemain de l'opération, la malade put retenir ses urines; six semaines plus tard, elle marchait sans aide et la sensibilité était revenue.

L'examen anatomo-pathologique démontre qu'il s'agissait d'un sarcome à petites cellules d'origine périostique.

Observation IV

(RÉSUMÉE)

(Achtzchnter. — Sonnenburg. Congress *in* Berlin, 1889)

Sarcome des trois derniers arcs dorsaux

Malade présentant une tumeur dorsale inférieure du rachis ayant subitement produit une paralysie des jambes, de la vessie et du rectum et s'accompagnant de très vives douleurs.

OPÉRATION.— On enlève les arcs des trois dernières vertèbres dorsales ; il est imposible d'enlever la tumeur dans sa totalité.

Diminution de la paralysie et des douleurs ; guérison rapide de la plaie opératoire, mort au bout de quelques semaines par récidive.

La tumeur examinée montra qu'il s'agissait d'un sarcome des arcs dorsaux envoyant des prolongements dans l'intérieur du canal rachidien.

Observation V

(RÉSUMÉE)

(Abbe. — *New-York medical record*, 1890)

Sarcome de la région dorsale inférieure

Homme âgé de quarante-deux ans. A plusieurs reprises le malade a ressenti des craquements dans sa colonne à la suite d'efforts ou de faux mouvements.

En juillet 1889, première douleur nette sans cause au bas de la région dorsale ; la défécation et la miction deviennent difficiles. Cinq semaines plus tard, affaiblissement des membres inférieurs.

Le 23 août, la paraplégie sensitivo-motrice devient brusquement complète à la suite d'une chute, et elle s'accompagne également d'une rétention complète d'urine. En janvier 1890, on constate l'existence d'une légère tumeur au niveau de la huitième apophyse épineuse dorsale ; traitement orthopédique pendant six semaines sans résultat; poussée aiguë de néphrite. Le 13 mars, la ligne d'anesthésie passe à l'ombilic et au niveau de la deuxième épine lombaire. Contractures et réflexes exagérés aux membres inférieurs. Les huitième, neuvième et dixième apophyses dorsales sont légèrement saillantes et la pression à leur droite un peu douloureuse. Pendant la seconde quinzaine de mars, poussée fébrile due probablement à de l'infection par un ulcère sacré.

Opération. — Le 16 avril, incision de la septième et onzième dorsale. Les arcs huitième et neuvième dorsaux et l'apophyse épineuse de la huitième sont couverts par une tumeur molle. Ablation des arcs huitième, neuvième et dixième, la moelle est refoulée à gauche et en avant par une masse qui fut séparée attentivement de la dure-mère restée normale. La tumeur passait entre les arcs, et d'autre part plongeait en avant jusqu'au corps de la huitième vertèbre et dans l'espace souspleural voisin. Ces prolongements furent grattés à la curette de Volkmann. Bourrage iodoformée.

Etat général excellent pendant les quatre jours suivants, puis survinrent du hoquet, des vomissements sanglants et la mort le neuvième jour.

L'autopsie démontra qu'il s'agissait d'un sarcome de la région dorsale inférieure.

4

Observation VI

(RÉSUMÉE)

(Gerster.— *New-York medical Journal*, 1892)

Surcome de plusieurs arcs dorsaux

Sarcome ayant envahi cinq arcs et causé de la paraplégie.

Ablation de la plus grande partie ; en plusieurs points la dure-mère fut déchirée, et il en résulta un abondant écoulement de liquide céphalo-rachidien.

La sensibilité et la mobilité s'améliorent beaucoup ; mais plus tard survint une récidive et le malade mourut.

CONCLUSIONS

I. — Les tumeurs malignes du type vasculo-connectif de la colonne vertébrale constituent une affection rare, encore imparfaitement connue, tant au point de vue étiologique qu'au point de vue anatomique. On les rencontre presque exclusivement chez l'homme et elles paraissent relever le plus souvent du traumatisme.

II. — Elles prennent presque toujours leur origine au niveau de l'arc vertébral, jamais dans le corps de la vertèbre, tout au contraire du cancer. Leur consistance est molle, friable. Elles sont très vasculaires.

III. — Les symptômes sont de deux sortes :
Des symptômes de compression;
Des symptômes propres à la tumeur.
Les premiers sont de trois ordres : Troubles de la sensibilité (à signaler à ce sujet les douleurs nocturnes très vives).
Troubles de la motricité.
Troubles trophiques.
Les symptômes propres à la tumeur sont fournis par le développement du néoplasme que l'on peut constater par la palpation et fréquement aussi quand il siège suffisamment bas, par le toucher rectal.

IV. — Le pronostic différentiel est surtout à faire avec le mal de Pott, et bien souvent notre tumeur sera une découverte opératoire ou une surprise d'autopsie. Le diagnostic avec les autres affections médullaires est de moindre importance.

V. — Le diagnostic est fatal et le traitement opératoire expose à de grands mécomptes.

Il ne nous semble pas qu'il soit rationnel d'intervenir de parti pris pour un néoplasme malin des arcs de la vertèbre.

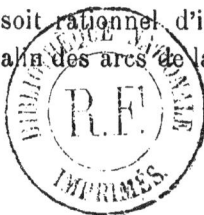

BIBLIOGRAPHIE

BOUCHARD. — Article moelle du dictionnaire Encyclopédique. 2° série, tome VIII.

LEYDEN. — Traité clinique des maladies de la moelle.

1870. ARBE. — Spinal surgery : a report of eight cases. New-York medical record, 1870.

1873. L. COLIN.— Tumeur sarcomateuse de la colonne vertébrale.Décubitus aigu,suite de compression brusque de la moelle. Bulletin de la Société anatomique. 5° série, T. VIII, 1873.

1883. LANNEGRACE et FORGUE. — Gazette hebdomadaire des sciences méd. de Montpellier.

1884. L. SÉNÉ.— Etude sur quelques cas d'atrophie musculaire généralisée consécutive à des tumeurs malignes de la colonne vertébrale. Thèse de doct. de Paris, 1884.

1888. GOWERS et HOROLEZ. — The Lancet, 16 juin 1888.

1888. LLOYD et DEAVER, — Amer. Journal of med. sciences, décembre 1888.

1889. J. WILLIAM WHITE. — The surgery of the spine. Annals of surgery, juillet 1889.

1889. WRIGHT in THORNBURN. — A contribution te the surgery of the spinal cord. 1889.

1889. SONNENBURG. — Congress in Berlin, 1889.

1892. GESTER. — Discussion à la New-York surgical society (10 fév. 1892) du cas présenté par Abbe, New-Yorc medical journal, 1892.

1892. CAPONOTTO et PESCAROLO. — Estiparzione de un tumore intradurale des canale rachideo. La reforme medica, 1892. IV-543.

1892. — Davies Colley. — A case of fusiform saxoma oflamihoc of dorsal vertebra. Transactions of the clinical society of London, 1892.

1893. Chipault. — Etudes de chirurgie médullaire. Paris, Alcan, 1893.

1894. Kirmisson. — Rapport sur l'état actuel de la chirurgis du rachis. Congrès de chirurgie de Lyon, 1894.

1894. Willam Ranson and Joseph Thompson. — Case of tumour of the spinal dura mater. British medical journal, 24 février 1894.

1894. Turney and Clutton. — Case of tumour pressing on the spinal cord. Operation death. The Lancet, 17 février 1894.

1894. Fernei and Watson Chezne. — A case of tumour of the spinal cord. removalof tumour death. The Lancet, 24 mars 1894.

1894. Saenger and Krause. — Ein tall von operativ Ruckenmarks-geschwultst. Munch. med. Woch. N° 22, 1894.

1897. Kirmisson. — Traité de Chirurgie de Duplay et Reclus. T. III, page 687.

Mirtel. — Article Rachis du Dictionnaire encyclopédique des sciences médicales.

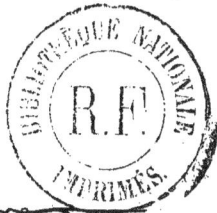

SERMENT

En présence des Maîtres de cette Ecole, de mes chers condisciples et devant l'effigie d'Hippocrate, je promets et je jure, au nom de l'Être suprême, d'être fidèle aux lois de l'honneur et de la probité dans l'exercice de la médecine. Je donnerai mes soins gratuits à l'indigent, et n'exigerai jamais un salaire au-dessus de mon travail. Admis dans l'intérieur des maisons, mes yeux ne verront pas ce qui s'y passe, ma langue taira les secrets qui me seront confiés, et mon état ne servira pas à corrompre les mœurs ni à favoriser le crime. Respectueux et reconnaissant envers mes Maîtres, je rendrai à leurs enfants l'instruction que j'ai reçue de leurs pères.

Que les hommes m'accordent leur estime, si je suis fidèle à mes promesses! Que je sois couvert d'opprobre et méprisé de mes confrères, si j'y manque.

www.ingramcontent.com/pod-product-compliance
Lightning Source LLC
Chambersburg PA
CBHW050541210326
41520CB00012B/2667